DU COURAGE

DANS

LES MALADIES;

MÉMOIRE

Qui a remporté le premier prix au concours ouvert par
M. Alibert à l'hôpital Saint-Louis, le 5 août 1818.

PAR M. J.-B. CAMPARDON (DU GERS),

DOCTEUR EN MÉDECINE DE LA FACULTÉ DE MONTPELLIER.

. . . . . Ut sit mens sana in corpore sano,
Fortem posce animum et mortis timore carentem.
JUVENAL.

A PARIS,

CHEZ CROULLEBOIS, LIBRAIRE,
rue des Mathurins, n° 17.

1819.

A, MONSIEUR

LE BARON DE LASCOURS,

PRÉFET DU GERS,

MEMBRE DE LA CHAMBRE DES DÉPUTÉS.

CAMPARDON, D. M. M.

DU COURAGE

DANS LES MALADIES.

Au milieu d'une foule d'agens destructeurs qui menacent sa frêle existence; exposé à des infirmités sans nombre, qui viennent de toutes parts fondre sur sa tête, que seroit devenu l'homme, s'il n'avoit reçu de la nature cette disposition de l'âme qui le porte à leur opposer tantôt l'élan d'une ardeur impétueuse, d'une réaction explosive, tantôt l'effort d'une patience virile et d'une résignation réfléchie ? C'est là ce qui constitue, à proprement parler, le courage, sans lequel la vie ne seroit qu'un sentiment continuel de crainte, de terreur et de désespoir.

Le véritable courage, l'honneur de la nature humaine, enfante la grandeur d'âme, et sert de fondement à la vertu : ce seroit donc le méconnoître, que d'en faire le principe de ces mouvemens aveugles et désordonnés, de ces actions audacieuses qui paroissent si éclatantes aux yeux du vulgaire, et qui ne dérivent souvent que des passions les plus déréglées. Cherchons par des exemples à apprécier ses vrais caractères : reconnoîtra-t-on ses traits sublimes dans les actes furieux de ce soldat forcené qui ne respire que le sang, et ne voit dans la guerre que la destruction de son semblable (1)? Les trouverons-nous dans ce fanatique insensé, cet enthousiaste, ou cet ambitieux sectaire, qui supportent sans murmurer les souffrances les plus aiguës et les plus déchirantes, parce que leur imagination exaltée rend le reste de l'organisation insensible et muette au plaisir comme à la douleur ? Oseroit-on le supposer dans l'âme de cet homme qui se laisse abattre au moindre revers de fortune, et ne peut supporter le poids de l'adversité (2) ? Nou, sans doute.

Au contraire, qui pourroit voir sans admiration ce Caton, le modèle vivant de toutes les vertus, déchirant ses entrailles pour ne pas subir le joug d'un tyran, et immolant du même coup sa vie et la liberté (3); cette Arrie, femme de Cecina Pétus, qui, pour échapper à la vengeance d'un monstre, se perce le sein d'un poignard, l'en arrache tout sanglant, et le présente à son époux en proférant ces paroles sublimes : Tiens, Pétus, il ne fait point de mal, *Pæte non dolet;* ce Mutius Scævola, qui plonge sa

---

(1) Est-ce à de noirs excès qu'on connoît le courage ?

CAMILLE, tragédie.

(2) Lorsque les grands hommes se laissent abattre par la longueur de leurs infortunes, ils font voir qu'ils ne se soutenoient que par la force de leur ambition, non par celle de leur âme, et qu'à une grande vanité près, le héros étoit fait comme le commun des hommes.

LA ROCHEFOUCAULT.

(3) Quelques beaux esprits disent que les anciens n'avoient pas le véritable courage ; que Caton fit une action de poltron en se tuant ; et qu'il y auroit eu bien plus de grandeur d'âme à ramper sous César. Cela est bon dans une ode, ou dans une figure de rhétorique.

VOLTAIRE.

.main dans un brasier ardent , et sent ses chairs se rôtir et se calciner vivantes , avec plus de constance que Porsenna n'en met à le regarder !!! Denys de Siracuse, supérieur à son infortune , et maître d'école à Corinthe , est plus grand à mes yeux qu'il ne le fut jamais sur le trône de ses pères.

Pour juger sainement des actions des hommes , il faut les considérer suivant les causes qui les produisent et les objets qui les déterminent : celles que la vertu dirige méritent seules notre admiration , et portent l'empreinte du véritable courage (1) ; si elles partent d'un autre principe , quelque brillantes qu'elles soient, et quoiqu'elles prennent son masque aux yeux de la plupart des hommes , le sage n'y verra jamais que son fantôme (2). Considéré sous ce point de vue philosophique , le courage consiste dans une force extraordinaire de l'âme , qui l'élève au-dessus des troubles et des émotions que la vue des grands périls pourroit exciter en elle ; c'est par cette noble disposition que l'homme se place à une haute région , où il jouit d'un calme et d'une sérénité continuels. Le danger le menace, le péril l'environne de tous côtés, ses ennemis le pressent de toutes parts , la mort se présente à ses yeux sous mille formes ; rien ne l'émeut, rien ne l'étonne, *impavidum ferient ruinæ.* Tout ce que les tourmens ont de plus cruel , tout ce que les douleurs et les maladies ont de plus violent , tout ce que le désespoir et la mort ont

---

(1) *Courage* et *vertu* sont le même mot chez les Latins : *virtus.*

(2) Le véritable courage , dit Montagne , est celui que l'esprit de sapience et la raison peuvent planter en une âme bien réglée.

de plus affreux paroissent à peine l'effleurer, semblables aux flots de la mer en courroux qui viennent se briser contre les flancs des rochers, où ils sentent expirer leur rage impuissante.

Cette énergie de l'âme, quelquefois bouillante et impétueuse, plus souvent calme et inébranlable, se manifeste dans les moindres actions des hommes, comme dans les plus héroïques exploits, et ce n'est pas seulement au champ d'honneur ou sur les débris fumans d'une ville en cendres qu'on peut en donner des preuves. L'homme de cœur, dit Sénèque, se montre même sur l'oreiller qui soutient sa tête douloureuse : vérité sublime qui dit beaucoup en peu de mots! Oui, sans doute, la douleur et la mort, voilà l'épreuve des âmes fortes, voilà le creuset du courage.

Parmi les anciens philosophes, les uns avoient donné un siége particulier à chaque faculté morale, d'après l'impression qu'elle faisoit ressentir sur tel ou tel organe ; ainsi la colère occupoit le foie, la joie résidoit dans la rate, et le cœur étoit la place du courage, de la générosité, de l'amour et de tous les sentimens qui embellissent le cours de notre existence : les autres, moins prodigues, ayant observé que presque toutes nos affections agissoient en augmentant la force impulsive du cœur, et en redoublant l'énergie de ses battemens, considéroient cet organe comme le réceptacle de l'âme sensible ; ce qui avoit fait dire que *le cœur est à nos affections ce que le cerveau est à nos idées* (1). Dans le système des cranioscopes, au contraire, le cerveau fait

____

(1) Selon M. le professeur Richerand, l'énergie du cœur donne la mesure du courage.

tout : les autres organes n'ont aucune influence sur les
phénomènes moraux. A chaque inclination du cœur,
disent-ils, répond un organe spécial situé dans des parties distinctes et différentes de l'encéphale. Celui du
courage, suivant le docteur Gall, se trouve à un pouce
environ derrière au-dessus du trou auditif, vers l'angle
postérieur et inférieur du pariétal. Quoi qu'il en soit, la
force morale n'est certainement pas toujours proportion-
née à la puissance musculaire, ou dépendante de la com-
plexion du corps; elle semble plutôt tenir à la prédomi-
nance du système nerveux ou sensitif, s'allie assez bien
avec le tempérament bilieux, et s'observe essentiellement
dans le sexe mâle et à cette période de la vie où l'homme
est appelé par sa nature à jouir de toute la plénitude
de son existence : c'est en effet dans l'âge de la force
et de la vigueur que ses facultés intellectuelles semblent
avoir acquis un caractère d'élévation qu'elles n'avoient
pas auparavant ; de là cette activité de son esprit, cette
exactitude dans son jugement, cette sublimité dans ses
conceptions, cette grandeur d'âme dans les sentimens;
de là résulte en un mot cette puissante énergie morale,
seule capable d'enfanter le courage.

Si nous voulions examiner avec quelques détails
toutes les causes qui peuvent influer sur la production
du courage, et donner à l'homme plus ou moins d'é-
nergie, nous aurions à parcourir successivement la
nature du climat, la différence des religions ; la forme
du gouvernement et le genre d'éducation ; nous ver-
rions, selon la remarque d'Hippocrate ($\pi\epsilon\rho\grave{\iota}$ $\alpha\epsilon\rho\omega\nu$, $\upsilon\delta\alpha\tau\omega\nu$,
$\tau\sigma\pi\omega\nu$), les Européens montrant plus de courage que
les Asiatiques, les Athéniens que les Béotiens... ; le
dogme de la fatalité poussant les Arabes et les Sarrasins

aux entreprises les plus hasardeuses, aux conquêtes les plus lointaines...; au contraire, l'avilissement des âmes sous le joug du despotisme ou dans la mollesse orientale étouffant l'énergie morale; la liberté en étoit la vie, la servitude en devient le tombeau...; l'éducation dure et austère des Lacédémoniens faisant autant de héros qu'il y avoit de citoyens dans la république.... etc. etc. Mais ce séroit trop s'écarter de son sujet que d'entreprendre seulement l'esquisse de ce tableau; aussi nous hâtons-nous d'entrer en matière.

SECTION PREMIÈRE.

Du courage considéré comme signe, et de sa valeur dans les maladies.

Chaque maladie introduit dans l'état moral des changemens plus ou moins remarquables et assez importans pour mériter de fixer toute l'attention du médecin. Il est des aliénations mentales qui rendent craintif et pusillanime l'homme le plus intrépide et le plus courageux. Les affections hypocondriaques, par exemple, ont le fâcheux effet de causer une terreur invincible de la mort, et de multiplier pour ainsi dire cet événement inévitable, en présentant sans cesse son image à des regards qui n'osent plus la fixer (Cabanis).

Tissot remarque que les premiers symptômes des maladies nerveuses sont une espèce de pusillanimité qu'on ne connoissoit pas auparavant, l'abattement, la crainte, la défiance et le découragement : la plus petite entreprise nous effraie, le plus petit événement imprévu nous épouvante, la plus légère indisposition paroît une maladie mortelle, et la mort une idée affreuse qu'on ne

(11)

peut soutenir. La péricardite , la syphilis et quelques
espèces de dartres, ont le funeste avantage de plonger
l'âme dans un état à peu près semblable. Le médecin
clinique n'ignore pas que dans les fièvres muqueuses le
découragement est profondément empreint sur la physionomie des malades ; ce qui les rend abattus, taci-
turnes et absorbés. Je puis en dire autant du mélæna ;
les individus qui en sont atteints deviennent sombres ,
tristes et pensifs , ils ne parlent que pour entretenir
leurs proches de leur infortune et de leurs souffrances :
considérés sous le rapport moral , les hémorroïdaires
leur ressemblent d'une manière frappante; comme eux ils
sont craintifs, pusillanimes et défians. Au contraire, dans
certains cas où l'activité du cerveau se trouve augmentée
par l'effet même de la maladie , l'esprit acquiert plus
d'énergie et d'élévation qu'il n'en avoit dans l'état de
santé , et les sentimens de courage prennent un ascen-
dant remarquable même chez les personnes les plus
timides. Cabanis fait observer que dans les maladies
dépendantes de la diminution ou de l'anéantissement
des forces vitales, comme dans les diverses hydropisies ,
dans la gangrène , etc. , l'esprit est calme , et l'âme
n'éprouve aucun sentiment de crainte. Arétée, ce grand
peintre de l'homme souffrant , avoit dit que les malades
ne perdoient pas courage dans l'hémoptysie, qui ne
cesse pas d'être toujours dangereuse ; et les médecins,
en confirmant chaque jour cette assertion , s'assurent
également que la fermeté d'âme est ce qui abandonne
le plus tard les malheureux atteints de fièvre lente ,
nerveuse ou de phthisie pulmonaire.

Il faut en général , dit Zimmermann , voir de bon
œil un esprit tranquille et courageux , lorsque les forces

ne sont pas encore entièrement éteintes ; car alors la nature peut combattre la maladie sans aucun trouble que celui de la maladie elle-même, et opérer des changemens avantageux par des ressources qui nous sont la plupart du temps inconnues.

Εν πάση νόσω, τὸ ἐρρῶσται την διάνοιαν ἀγαθόν: τὸ δ' ἐναντίον κακόν. (Ἱπποκράτης.)

Autant le calme et la sécurité que donne une courageuse résignation sont avantageux dans les maladies aiguës, autant l'apathie et l'abandon sont nuisibles (Double). La crainte de la mort, qui n'est pas justifiée par des phénomènes effrayans, est d'un mauvais présage. Cependant il ne faut pas croire que la fermeté d'âme soit d'un bon augure dans toutes les occasions. Le calme de l'esprit, dit un séméiologiste de nos jours, qui naît sans raison suffisante, est un signe mortel dans les maladies aiguës portées à un haut degré. L'inquiétude que conçoit un malade sur l'issue de l'affection qu'il éprouve, n'est pas toujours en rapport avec la gravité ou la violence du mal : en effet, la nature même et le caractère de la maladie, ou le siége qu'elle occupe, modifient l'état intellectuel, donnent ou enlèvent les forces morales, le courage et la résignation. On peut dire en général que les affections qui résident dans l'abdomen, et surtout dans les organes de la digestion, procurent beaucoup plus d'inquiétude et de découragement que celles dont le foyer a pour siége les viscères de la poitrine ; car les personnes dont les organes thoraciques sont lésés, se livrent toujours à l'espérance, et rêvent encore le bonheur sur les bords de la tombe.

(13)

De l'utilité du courage dans les maladies.

Tout être doué de la sensibilité est accessible à la douleur ; elle est le triste apanage de l'homme, puisqu'elle naît avec lui : à peine les rayons du jour ont-ils frappé sa débile paupière, qu'il annonce son existence par des vagissemens et des pleurs : aussi le vrai philosophe reconnoît que la plainte est permise à celui qui souffre, quoi qu'en dise l'orgueilleux stoïcien. La douleur altère presque toujours à la longue l'âme la plus forte, la plus courageuse, la plus élevée. Qu'ils sont rares les Possidonius, qui, dans les redoublemens d'une maladie aiguë aient le courage de s'écrier : *Nil agis, dolor, quamvis sis molestus; nunquam te esse confitebor malum !* Mais si en général on est forcé de céder à son empire, s'il est vrai de dire que la fermeté et la grandeur d'âme la plus noble ne succombent que trop souvent sous sa violence, quelquefois aussi l'homme se roidit avec succès, et parvient par son courage à en triompher et s'en rendre maître. On trouve dans l'histoire des exemples nombreux de patience et d'insensibilité au milieu même des tourmens les plus affreux. Combien de personnes ont parcouru toutes les périodes d'une maladie longue et pénible, sans que leur courage se soit démenti une seule fois, sans que leur sérénité ait été altérée un seul instant ! Le grand Condé n'étoit jamais plus spirituellement aimable que lorsqu'il avoit la goutte ; Scarron, pendant le cours orageux de la plus longue vie, ne perdit jamais la gaieté ; et ce fut pour ainsi dire au milieu des plus grandes souffrances qu'il enfanta le roman burlesque de l'*Enéide travestie*. Une âme forte peut donc s'élever au dessus de la douleur, la faire taire, et, par un prodige encore admiré de nos jours, rester calme et inébranlable sur les ruines de la machine qu'elle anime.

Pour mieux prouver l'utilité du courage, essayons d'esquisser à grands traits l'état de l'âme qui lui est opposé, et de signaler son influence pernicieuse sur l'économie animale. Dans le découragement, la face est pâle et ridée, ainsi que toute la surface du corps; les traits affaissés; la voix presque éteinte, la parole embarrassée; la peau sèche, rugueuse et froide; le tissu cellulaire perd son élasticité; le système musculaire est dans un état d'atonie, ce qui rend les mouvemens du corps lents et peu énergiques; les veilles sont continuelles, etc., etc. Les maladies, qui ne sont que trop souvent funestes par elles-mêmes, le deviennent bien plus sûrement encore par la crainte et le morne découragement qui s'y mêlent. Dans cet état moral, toutes les affections s'aggravent, les convalescences sont prolongées, les médicamens les mieux combinés restent sans effet, et, pour me servir des expressions de Frédéric Hoffmann, *Morbos aliàs benignos et familiares, periculosos et lethales fieri observatione constat.* La terreur de la mort interrompt et arrête souvent les crises les plus salutaires, produit les métastases les plus redoutables, et détermine les répercussions les plus dangereuses. On voit, dit M. Landré-Bauvais, rentrer presque subitement certaines éruptions, telles que la petite-vérole, la rougeole, lorsque les malades sont saisis de la peur de la mort à une époque où tout annonce que la maladie doit se terminer heureusement; il est rare alors qu'ils ne périssent pas en peu de temps. On sait que la crainte insurmontable des douleurs et la fausse certitude de ne les pouvoir pas supporter sont souvent devenues mortelles. L'homme pusillanime qui ne sait point souffrir se livre à toutes les inégalités de son caractère ; il devient sombre, impatient, bizarre, inquiet, emporté, à charge aux autres et à lui-même ; il reproche à la nature des maux qu'il s'est faits le plus souvent lui-même en l'offensant, et plus il se fâche contre sa maladie, moins il devient capable de lui résister. Au contraire, vous repousserez la douleur, dit Cicéron, si vous avez l'armure céleste, le bouclier d'Achille, qui n'est autre chose que le courage : *Ut onera contentis corporibus faciliùs feruntur, remissis opprimunt; simillimè animus intentione suá depellit pressum omnem ponderum, remissione autem sic urgetur ut se nequeat extollere.* (Tuscul.). L'homme courageux ressent à la vérité l'aiguillon de la souffrance, mais il sait qu'il faut obéir à la nécessité ; il se résigne, il endure avec patience, et ses douleurs en deviennent plus légères.

> Durum, sed levius fit patientiâ
> Quidquid corrigere est nefas.
>
> HORACE.

> Avec plus de courage on a moins à souffrir,
> Et braver la douleur, c'est presque la guérir.
>
> A. PETIT, *Méd. du cœur.*

Quoique nous ne connaissions pas d'une manière très-exacte les conditions vitales qui modifient l'action du système absorbant, cependant il est hors de doute que l'infection aura d'autant plus de prise sur l'individu, qu'il sera lui-même plus foible ; d'après cela, tout état de l'âme qui agit d'une manière débilitante sur l'éco-

nomie animale, diminue l'énergie de cette force particulière qui donne au corps vivant la propriété de
résister aux agens délétères qui tendent sans cesse à le
détruire (1), et peut par-là même nous rendre plus
susceptibles de contracter les maladies épidémiques et
contagieuses : c'est ce que l'observation prouve jusqu'à
l'évidence. Willis l'a vu dans les fièvres malignes qu'il
décrit, Rœderer et Wagler en font également mention
dans leur traité de la fièvre muqueuse qui régna à
Goëttingue, et les médecins qui ont observé attenti-
vement la peste, ne manquent pas de signaler cette
circonstance. « J'ai remarqué, dit M. Larrey, que
» l'affection morale aggravoit cette maladie, en faci-
» litant son développement chez les personnes qui en
» possédoient le germe, et en la faisant contracter par
» des causes les plus légères. » D'habiles médecins ont
attribué à cette disposition de l'âme ces fièvres de
mauvais caractères qui se répandent quelquefois si
promptement dans les villes assiégées, avant même que
les causes physiques aient eu le temps d'agir (Tissot).
In principio pestis, multi hoc morbo corripiuntur, dit
Baglivi, *quia tanti mali timore et publicæ calamitatis
anxietate potiùs quàm contagione affliguntur ; progressu
ejusdem verò repetitá casuum observatione, impavidi
magisque constantes redditi homines non itá facilè
corripiuntur, et si corripiuntur, faciliùs liberantur.*
Marguerite le Valois rapporte dans ses mémoires qu'é-
tant allée au camp de son frère, qui assiégeoit Saint-Jean-
d'Angely, elle y resta bien portante, malgré la contagion

______

(1) C'est la *force de résistance vitale* de Dumas ; d'autres phy-
siologistes la regardent comme un effet de la sensibilité.

qui le ravageoit, jusqu'à ce que, la mélancolie s'étant
emparée de son esprit, elle commença à craindre la
maladie ; et bientôt elle en fut frappée. Rien de plus
manifeste que l'action des causes morales sur la production de la lèpre ; M. le professeur Lordat les a
appréciées d'une manière très-judicieuse. Les affections
tristes de l'âme ont toujours été regardées comme
produisant un effet débilitant qui dispose aux fièvres
adynamiques, ataxiques, au typhus, en un mot à toutes
les maladies dans lesquelles la faiblesse entre comme
élément ; telles que des flux passifs, des hydropisies
par atonie, certaines névroses, les anévrismes passifs,
quelques fièvres intermittentes, etc., etc. MM. Eneaux
et Chaussier ont remarqué qu'elles contribuent à rendre
plus prompts et plus graves les accidens produits par la
morsure des animaux venimeux ; Milman les compte
parmi les causes les plus actives de la formation du
scorbut, et il allègue en preuve l'observation de Vander-
Mye, qui vit au siége de Bréda que le découragement
auquel s'abandonnoient les habitans augmentoit cette
maladie, et que la joie à laquelle ils se livroient en
recevant de bonnes nouvelles la diminuoit. Dumas a
observé que la foiblesse, les fluxions, la fièvre, les
métastases, compliquent aisément les maladies pendant
lesquelles on éprouve des sentimens de crainte et d'a-
battement. L'état nerveux, dit-il, vient surtout s'y
joindre fréquemment par l'influence de la même cause,
et décide des phénomènes accidentels de l'anesthésie,
de l'atonie, des vapeurs ou des convulsions. On peut
dire en un mot que cet état d'abattement moral influe
d'une manière fâcheuse sur la formation des maladies
qui tiennent soit à la perte radicale des forces, soit à

(18)

celle de la sensibilité , de la contractilité, de l'irritabilité;
c'est lui qui altère l'imagination et multiplie nos douleurs ; c'est lui qui suscite les plus graves affections ; qui
avertit les maladies contagieuses, la peste même, qu'elles
trouveront des organes déjà affoiblis , tremblans , suc-
combant d'avance , et incapables par conséquent d'o-
pérer une réaction salutaire.

Voyez au contraire ce stoïcien , maître de son imagination et comptant sur son courage , que rien ne sauroit
ébranler. Socrate se promène au milieu de la fameuse
peste d'Athènes si bien décrite par Thucydide; sa grande
âme le maintient impassible , et le fléau destructeur
semble respecter cette tête vénérable que ne dévoient
pas faire pâlir davantage la ciguë ni les bourreaux (1).
Comment Diamerbrock vivoit-il exempt de contagion ,
en fréquentant sans cesse les pestiférés de Nimègue ?
Il nous le dit lui-même : en donnant l'exemple d'un
courage ferme et tranquille au milieu des ravages épou-
vantables de ce mal dévastateur , en ne craignant ni
les dangers ni la mort, et rendant ainsi son âme inac-
cessible à la terreur. Se sentoit-il quelquefois abattu et
affligé, il prenoit trois ou quatre verres d'un vin généreux,
pour s'égayer et chasser toute idée mélancolique (2).
Mais pourquoi chercher ailleurs ce qu'on trouve chez
nous ? Un exemple que la postérité la plus reculée
n'oubliera jamais , et qui montre ce que peut dans ces
circonstances une grande élévation de caractère jointe
à un courage ferme et tranquille , est celui qu'a donné
en Egypte le professeur Desgenettes , en s'inoculant

____

(1) Virey , *Dict. des Sciences médic.*
(2) Pinel , *Nosographie philosophique.*

lui-même la peste. Enfin l'espèce de sécurité dans laquelle les négocians d'Europe vivent au milieu des
villes du Levant , si souvent ravagées par la peste , ne
laisse aucun doute sur l'effet préservatif du courage
contre ce terrible fléau. Ce que je dis de la peste , je
puis le dire également de plusieurs autres maladies contagieuses ; à quoi , par exemple , attribuer le privilége
que s'arrogent quelques libertins de profession de fré-
quenter impunément les femmes publiques les plus in-
fectées ? Arétée , Hoffman , Rivière , Huxham , Cullen,
regardent aussi le courage comme un moyen prophylactique des plus efficaces dans les fièvres qu'ils nom-
ment malignes et pestilentielles.

Prenons donc pour règle constante de relever le
moral des malades. Les bons effets de cette thérapeutique sont surtout sensibles dans les affections qui sont
la suite de la crainte , du chagrin , de l'inquiétude , et
dans lesquelles les propriétés vitales sont frappées d'a-
tonie et de langueur ; on observe que dans les maladies chroniques principalement , les remèdes reconnus
les meilleurs sont sans énergie , ou n'ont qu'une action
très-foible chez les personnes qui sont plongées dans le
découragement.

SECTION TROISIÈME.

De l'utilité du courage dans les opérations chirurgicales.

Un perruquier de Paris se présente à l'Hôtel-Dieu
pour être opéré de la taille. Le célèbre Dessault reconnoît que le malade , quoique courageux en apparence ,
éprouve intérieurement la crainte la plus vive , et se
refuse à pratiquer l'opération , le jugeant incapable de
la supporter. Cependant, ayant l'air de céder à ses

instances réitérées ; il le prépare pendant quelques jours ; enfin le terme fixé arrive, le malheureux patient est lié, et la main de l'opérateur s'arme du fatal instrument : mais déjà cet appareil de douleur l'a tellement frappé, qu'il est tombé dans un état d'anesthésie complète ; l'habile lithotomiste profitant de ce moment, fait semblant de faire l'incision, substitue adroitement un calcul étranger et le présente au malade, croyant ainsi le rassurer ; mais celui-ci, vivement occupé du danger qu'il croit avoir couru, meurt quelques heures après, dans la ferme persuasion qu'il a été taillé. Cet exemple, quoique rapporté d'une manière très-imparfaite (1), prouve combien est dangéreux cet état d'anéantissement dans lequel tombent quelques sujets pusillanimes. Il est dans la pratique de l'art des cas particuliers où il importe que le malade fasse preuve de courage en retenant ses cris et ses lamentations ; dans la lithotomie, par exemple, lorsqu'on va inciser la vessie et charger la pierre, dans l'opération de la hernie, quand on est sur le point de faire rentrer l'intestin ; dans les plaies de tête, lorsqu'il y a fracture des os du crâne ; dans celles des parois thoraciques, du poumon, de l'enceinte abdominale avec issue des viscères flottans, ainsi que dans les grandes hémorragies, les cris véhémens qu'arrache la douleur sont susceptibles de causer des inconvéniens fâcheux. Cependant il est d'observation que la douleur comprimée donne lieu à des roideurs toniques, à des congestions, à des étranglemens nerveux qui peuvent devenir mortels ; il faut donc en général,

____

(1) Je me souviens de l'avoir entendu citer à Montpellier par M. le professeur Delpech.

comme le disoit Montagne, que le patient évapore sa
douleur : le brave guerrier peut sans honte exprimer
ses souffrances sous l'instrument tranchant , soit qu'on
lui arrache le trait qui l'a frappé dans le chemin de
l'honneur , soit qu'on le délivre d'un membre qui com-
promet son existence ; mais en homme courageux il doit
ennoblir sa situation , en modérant ses cris et en y
mêlant cette sorte de dignité que donnent la constance
et la résignation : il faut qu'en payant un tribut à la
foiblesse humaine , il conserve encore le calme et la
sérénité parmi les gémissemens et les larmes que la
grandeur du mal arrache malgré lui à sa bouche et à
ses yeux.

SECTION QUATRIÈME.

*Du courage considéré comme agent thérapeutique , et
des moyens de le relever.*

Il est une branche de l'art de guérir qui consiste à
parler à l'âme dans le traitement des maladies ; cette
thérapeutique morale , plus précieuse et plus salutaire
dans bien des cas que toutes les drogues de nos phar-
macies , opère chaque jour des cures merveilleuses entre
les mains des médecins philosophes. Cette partie, la
plus noble de la médecine, ne marche point en esclave
dans les sentiers battus de la routine ou de l'empirisme;
car, ce qui aujourd'hui réussit pour un malade , demain
échouera pour un autre placé dans les mêmes circonstances ; elle s'ouvre un champ plus vaste à parcourir ,
puisqu'elle n'admet de bornes que celles que lui assigne
le génie de celui qui l'exerce. Mais mon but n'est
point de développer ici tous les secours moraux dont

le médecin peut se servir utilement dans le traitement
des infirmités sans nombre qui affligent l'espèce humaine ; je me borne à considérer les bons effets qu'il
peut opérer en inspirant du courage , et en faisant
passer dans l'âme de ses malades cette fermeté inébranlable dont il sent la sienne pénétrée.

O courage ! ô douce émotion, que ton pouvoir est
divin ! C'est toi qui soutiens l'homme malheureux dans
toutes les phases de sa pénible carrière , et qui sèmes
encore de fleurs le chemin fatal qui conduit au tombeau ! Cette énergie de l'âme est un véritable cordial
qui sert admirablement la vie ; elle répand un mou-
vement salutaire dans tout l'organisme animal ; et est
un des meilleurs toniques pour relever les facultés vitales
abattues. Il existe en effet entre les idées agréables qui
naissent dans l'âme et l'épanouissement des fibres de
tout le corps, un rapport si intime, que ces deux modes
de notre existence physique et morale s'appellent mu-
tuellement et naissent l'un de l'autre : ainsi le courage
agit sur nos organes, les gonfle , les épanouit, imprime
des secousses légères à leurs fibres, et des mouvemens
toniques à tous les systèmes d'où résulte ce travail
salutaire , seul capable d'opérer des crises avantageuses.
Voyez ce malade épuisé par de longues douleurs, atten-
dant son arrêt de mort de la bouche d'un médecin ; à
son approche, comme à celle d'un dieu , il tremble , son
pouls s'agite , il épie avec inquiétude le moindre signe
sur son visage ; si ce visage s'épanouit d'un air serein ,
si l'oracle ranime par des paroles consolantes le courage abattu de ce malheureux patient , je ne sais quel
baume enchanteur vient réchauffer sa vie ; le pouls se
relève, le visage se colore , la coction s'opère , les

remèdes agissent avec fruit, l'image de la mort s'éloigne, et la maladie marche à grands pas vers sa guérison.

Le découragement, avons-nous dit, a toujours été regardé comme une cause débilitante qu'il faut chercher à éviter dans les maladies contagieuses. De là, dit M. Pinel, une des premières mesures de prudence est d'empêcher que la multitude ne soit instruite de leur vrai caractère, et que l'épouvante générale ne les développe soudain avec violence. Dans des cas semblables, prenons pour modèle la conduite du professeur Desgenettes, médecin en chef de l'armée d'Orient : « Sachant, dit-il, combien le prestige des » dénominations influe souvent vicieusement sur les » têtes humaines, je me refusai à jamais prononcer » le mot de *peste*. Je crus devoir, dans cette cir- » constance, traiter l'armée entière comme un malade » qu'il est presque toujours inutile et souvent fort » dangereux d'éclairer sur sa maladie, quand elle est » critique. » Quel moyen héroïque lui dicta la phi- lanthropie pour rassurer l'imagination et le courage ébranlé de l'armée ? Laissons-le parler lui-même, pour mieux l'entendre et l'admirer : « Je trempai, dit-il, une » lancette dans le pus d'un bubon appartenant à un ». convalescent de la maladie au premier degré, et » je me fis une large piqûre dans l'aine et au voisinage de ». l'aisselle. » Ce n'est pas tout ; dans une circonstance particulière, il n'hésita pas, pour encourager son ma- malade, à boire dans son verre une portion de son breuvage. On rencontre quelquefois de ces hommes rares, auxquels les résolutions fortes ne coûtent rien, et dont la grande âme supporte mieux un danger qu'elle a prévu : c'est sur cela qu'est fondée l'opinion

de M. le baron Larrey, qui pense « qu'il eût été
» à désirer que, dès les premiers jours de l'invasion
» de la peste, on eût présenté aux militaires, sous
» les couleurs les moins défavorables, le vrai carac-
» tère de cette maladie; on eût ainsi diminué le nombre
» des victimes, et rassuré bien plus vite les soldats,
» accoutumés à recevoir sans émotion toutes sortes
» d'impressions. »

Démocrite, Plutarque et Tertullien, ont dit que la
philosophie et la morale sont sœurs de la médecine, et
doivent lui prêter la main. C'est surtout dans le cas qui
nous occupe, que cette vérité paroît dans tout son
jour. Avec quel avantage le médecin ira puiser à ces
deux sources intarissables ! La philosophie, dit Sénèque, donne du courage à l'homme, même dans
les maladies les plus désespérées. Mon ami, écrivoit-il
à Lucilius, au fort même de l'étouffement, je n'ai pas
cessé de me fortifier de pensées courageuses........ ; si je
vous rendois compte des consolations auxquelles j'ai
eu recours, vous verriez que les principes mêmes sur
lesquels mon courage se fondoit, produisirent en moi
l'effet des remèdes...... Tout ce qui élève l'âme fortifie
le corps...... C'est à la philosophie que j'attribue mon
rétablissement et ma convalescence ; je lui dois la vie,
et c'est la moindre de mes obligations. Nourri des
écrits de ce philosophe, Diderot s'écrioit : Homme pusillanime ! si les deux grands fantômes, la douleur et la
mort, t'effraient, lis Sénèque.

Empruntez aussi les ressources de la morale ; faites
luire aux yeux du malade un rayon d'espérance, si
propre à le rassurer et à le soutenir ; employez tour à
tour le pouvoir de la confiance, le langage de la

sensibilité, le talent de la persuasion, en un mot, tous les secours moraux qu'une profonde connoissance du cœur humain peut vous suggérer. Voilà des moyens ignorés du vulgaire ; c'est au génie du médecin à savoir choisir ceux qui s'adaptent le mieux aux circonstances et au caractère du malade : nous allons les parcourir successivement.

Espérance.

Un doux espoir, a dit éloquemment A. Petit, est l'aliment du courage. C'est en effet la disposition de l'âme la plus salutaire ; c'est elle qui soutient l'homme malheureux et le ranime sans cesse : sous le travail de son pinceau, les maux présens disparoissent et font place au tableau des biens futurs qu'embellit encore le coloris de l'imagination. Quels heureux effets ne produit pas sur l'âme du moribond affecté de nostalgie l'espérance de respirer bientôt l'air natal ! Quel pouvoir n'a point celui qui sait à propos la faire naître et la soutenir ! Il peut ainsi relever l'esprit de son malade et l'entourer d'agréables illusions ; prestige salutaire, que le doute ou la réflexion ne dévroient jamais enlever aux malheureux. Mais quels sont les moyens de parvenir à ce but ? Écoutons là-dessus les leçons d'un grand maître : « Abordez les malades avec » un visage toujours serein ; qu'ils ne puissent y lire » que l'intérêt que vous prenez à leurs maux, et jamais » leur danger (1). » Que le médecin soit calme, même au milieu de l'orage ; que le péril ne fasse jamais changer sa situation ; que sa voix soit ferme, sa phy-

---

(1) Petit, *Médecine du cœur.*

sionomie assurée ; que ses réponses soient consolantes ; ses yeux et ses traits toujours en harmonie avec ses paroles. Songez que le malade épie toutes vos manières, et qu'il a une sagacité singulière pour interpréter les discours, même le moindre geste de ceux qui l'environnent. Si nous apercevons quelque signe salutaire, faisons-le lui connoître aussitôt, afin d'établir dans son âme cet espoir si salutaire au succès des remèdes et à sa guérison. Si le danger s'aggrave, gardez-vous de le jeter brusquement dans de nouvelles alarmes ; faites voir, au contraire, que ses souffrances touchent à leur fin. N'oubliez pas, surtout, ce que nous dit Montagne, qu'un moyen d'adoucir les maladies, c'est d'adoucir leurs noms. Quelle précaution doit-on apporter pour ne point émettre devant les malades un pronostic tant soit peu défavorable ! *Morbus est eodem die cui judicium fatale erat pronunciatum.* (Haller.) On rencontre assez souvent dans la pratique de ces faux braves, qui, affectant avec ostentation un grand courage et le mépris de la mort, vous prient d'une manière persuasive de leur faire connoître leur véritable situation ; ils donnent pour motif de ces instances, la nécessité de mettre ordre à des affaires très-importantes ; ajoutant qu'ils sont sans la moindre crainte à cet égard, et parfaitement résignés à leur sort, quelque rigoureux qu'il puisse être ; mais ne vous fiez pas toujours à ce langage trompeur ; on en a vu pâlir en entendant prononcer leur arrêt de la bouche du médecin qui avoit eu la foiblesse de les croire, et leur inquiétude se peindre au travers d'un calme trompeur et d'une résignation forcée. Au contraire, la maladie est-elle légère, ne

(27)

balancez pas, si on vous le demande, à en dire le
nom : c'est le moyen de ramener dans l'âme de celui
qui souffre, la paix, le calme et la tranquillité.

L'espérance, dit A. Petit, est un arbre précieux,
sous lequel on se réfugie dans la tempête, et dont l'om-
brage tutélaire rend moins brûlant le sentiment de la
douleur; mais ses fruits ne mûrissent pas sans culture;
chaque jour il faut redire au cœur les motifs qu'il y a
d'en concevoir, chaque jour il faut lui présenter de
nouveaux moyens de succès. Aussi le médecin doit-il
avoir soin de varier de temps en temps ses remèdes,
afin de donner au courage une nouvelle impulsion, et
de retremper une âme affoiblie.

Pouvoir de la confiance.

Quant à la confiance, cette douce affection qui fait
naître dans l'âme cet état de calme et de sécurité si
utile et en même temps si difficile à obtenir, n'offre
pas des avantages moins précieux à celui qui a su l'inspirer. Quelle énergie dans les remèdes, lorsqu'ils sont
administrés par un médecin jouissant d'une réputation
bien méritée, qui assure avec fermeté et conviction,
et qui réunit à une physionomie persuasive l'éclat d'un
dehors imposant ! La cause pour laquelle les charlatans guérissent quelquefois, quoiqu'ils ignorent les
premières notions de cet art sublime qu'ils désho-
norent, c'est que, par leurs discours emphatiques, leur
brillant costume, leurs séduisantes promesses, et leurs
remèdes inertes cachés sous des noms pompeux, ils
captivent la confiance du stupide vulgaire, toujours
ami du merveilleux, et aux yeux duquel tout est beau,
tout est grand, excepté la simplicité et la vérité (1).

______

(1) Que de gens, d'ailleurs capables de penser eux-mêmes,
sont vulgaires de ce côté-là !

Les pratiques superstitieuses et les enchantemens doivent être regardés comme des intermèdes, à l'aide desquels celui qui les emploie commande à l'imagination en s'emparant de la confiance, la dirige et la modifie à son gré ; c'est sur elle qu'agissoient les baquets et les attouchemens de Mesmer ; c'est en la maîtrisant, que le fémur de crapaud, recommandé par Paracelse et par van Helmont, calmoit l'odontalgie. On connoît les bons effets que les médecins savent retirer quelquefois de l'usage des pilules de mie de pain ; c'est encore sous le même point de vue que les amulettes ont pu être de quelque utilité aux personnes crédules qui en font usage, et augmenter la vogue des charlatans qui les débitent. Mais ce ne sera point par ces moyens honteux, indignes de lui-même et plus encore de la noblesse de son art, que le médecin s'attirera la confiance publique ; il doit la chercher dans les voies de l'honneur, et la mériter par ses talens, sa douceur, sa philanthropie, son zèle à secourir les malheureux, et par une conduite noble, généreuse et désintéressée (1). Un abord ouvert et modeste, une prévenance attentive, un langage obligeant et affable, etc., ne sont point à dédaigner de celui qui aspire à posséder le grand art d'inspirer la confiance, art par lequel le médecin double en quelque sorte l'efficacité des secours qu'il administre. *Spes et fides ægri ergà medicum et medicinam sæpè plus efficiunt quàm ipsa cum medico medecina* (Avicenne). Si j'avois à faire ici le tableau des vertus du médecin, je dirois, qu'il doit les posséder toutes. *Medicus est vir probus medendi peritus.* Malheur à celui dont cette pensée feroit la satire ! ! !

---

(1) *Hippócrates, de Decent. ornat.*

Langage de la sensibilité.

Medicina nihil aliud est quàm animi consolatio.
PÉTRONE.

Parmi les qualités du cœur que doit posséder un médecin, on doit placer au premier rang la sensibilité : cette qualité ne s'acquiert pas, c'est le don le plus précieux de la nature ; et malheur à celui qui ne l'a point reçue en partage ! Loin de parler à ses malades le langage persuasif de l'encouragement et de la consolation, il ne les aborde jamais qu'armé d'un front sévère ; reste d'un caractère impétueux et brusque que n'a point adouci une éducation trop négligée ; et lorsque, minée sourdement par une affection incurable, leur existence doit bientôt succomber sous les coups redoublés du cruel ennemi qui l'assiége, il ne saura point, dans ces momens pénibles, mériter encore des louanges, en rendant plus douce la pente irrésistible qui les entraîne au tombeau. C'est en parcourant ces asiles que la charité chrétienne a ouverts aux infirmités des hommes, qu'on fortifie en soi cette heureuse disposition à la bienveillance ; par l'exemple de ces religieuses hospitalières que la philanthropie a si sagement instituées pour venir au secours de la souffrance et du malheur. Que le médecin montre donc auprès des malades ces sentimens d'humanité qui sont le germe de toutes les vertus ; c'est là qu'il puisera cette affabilité consolatrice, cette douceur compatissante, ces attentions délicates si précieuses dans le traitement des maladies ; c'est là qu'il trouvera cette fermeté d'âme qui doit le soutenir dans des momens de deuil et au milieu des ravages d'un fléau dévastateur qui sème de toutes parts l'épouvante et la mort. En effet, c'est pour l'amour seul des hommes qu'il ose marcher, comme un ange tutélaire, d'un pas intrépide, au milieu des infortunés, opposer une digue puissante à la destruction la plus horrible, et qu'il n'oublie rien pour inspirer de l'espoir, soutenir le courage, guérir ou du moins soulager.

Talent de la persuasion.

L'heureuse persuasion, disoit un médecin philosophe, est plus qu'on ne pense un moyen de succès; par elle les doutes s'éclaircissent, les craintes s'effacent; l'espérance renaît, la coupe offre un breuvage moins amer, on sourit à la main qui le donne, et la voix qui en promet les bienfaits pénètre au fond du cœur comme si elle descendoit des cieux (1). Baglivi rapporte que le médecin qui a l'art de persuader donne une telle énergie à ses remèdes, qu'il guérit souvent des maladies graves par des moyens communs. Mais on conçoit aisément que, pour être en état de verser dans les plaies de ceux auxquels il consacre ses soins le baume salutaire de l'encouragement, le ministre de l'art doit avoir reçu de la nature un esprit ingénieux, une éloquence persuasive, et les charmes du raisonnement qui attache et qui séduit.

> Sunt verba et voces quibus... lenire dolorem
> Possis, et magnam morbi depellere partem.
>
> HORACE.

On lit dans Quinte-Curce le passage suivant : *Medicus vi suæ facundiæ omnem Alexandro excussit et suspicionem et sollicitudinem, suâque oratione non securum*

---

(1) Et guérir est souvent l'art de persuader.

A. PETIT, Méd. du cœur.

modò , sed etiam lætum regem et splenum spei fecit
(lib. 3). Mais il ne suffit pas de dire à nos malades :
Courage! cela ira mieux. Il faut encore que l'accent du
cœur accompagne ces paroles consolantes, pour qu'elles
arrivent avec toute leur vertu jusqu'à l'âme du malheureux souffrant.

Qu'il seroit grand et sublime , qu'il seroit digne
d'admiration, et de respect celui qui sauroit diriger à son
gré l'âme humaine ! C'est lui qu'on pourroit nommer
avec Hippocrate *ἰατρὸς ἰσόθεος* , le médecin semblable
aux dieux. Mais que de difficultés pour sonder jusqu'aux
replis les plus cachés du cœur humain , pour y découvrir
le germe de ces affections intestines que le malade
cherche à cacher aux autres et à lui-même , et qui le
minent d'autant plus sourdement qu'il se plaît souvent à
méconnoître son état. *Quantò celeriùs certiùsque rele-*
varentur , dit Gorter, *si medico datum foret quod lu-*
gent damnum reparare et animi fortitudinem restituere
queat. Une femme dont le mari venoit de faire banque-
route, voyant entrer chez elle les sergens pour s'emparer
de ses effets , tombe à la renverse sans pouls et sans sentiment, si bien qu'on la croit morte : un chirurgien
administre divers cordiaux, mais sans aucun succès; on
appelle M. de Sauvages, qui fait sortir les sergens, promet de l'argent et les secours dont il étoit capable ; ce
qui ranima , dit-il , cette infortunée , et la rendit à la
vie. Qui n'a point entendu citer un trait à peu près semblable de Bouvart, et qui fait tant d'honneur à sa philanthropie ? Je cède au désir de le rapporter. Un négociant
dont la probité lui étoit bien connue le fait appeler pour
sa maladie ; l'habile médecin ne tarde pas à s'aper-
cevoir qu'une affection morale s'opposoit à l'efficacité des

remèdes ordonnés ; il s'informe avec adresse et ménagè-
ment de l'état de ses affaires , et apprend que la crainte de
manquer à ses engagemens est la cause du chagrin qui
le dévore. Bouvart feint d'ignorer tous ces détails et
vient comme à son ordinaire faire sa visite, tâte le
pouls du malade, demande une plume et laisse une or-
donnance dont il recommande la prompte exécution.
Quand il est parti, la femme du négociant jette les yeux
sur la formule ; et lit, au lieu d'une prescription médi-
cale , un bon de 30,000 francs ; donné par M. Bouvart,
et payable à vue chez son notaire. Quelques jours après
le malade vit ses affaires et sa santé rétablies par les
soins généreux de son digne médecin (1).

Pour rassurer les malades , le meilleur raisonnement
ne vaut pas quelquefois une idée qui opère un contraste
frappant , et qui se trouve en opposition totale avec le
sujet de leurs craintes. « J'avois opéré de la taille., dit
» A. Petit, à M. André de Dijon, et le sang couloit encore
» avec une abondance alarmante : C'en est fait de moi ,
» me dit-il , je perds tout mon sang. Vous en perdez
» si peu , lui répliquai-je de sang-froid , que vous
» serez saigné dans une heure. Mon intention n'étoit
» pas telle , car je partageois les inquiétudes du malade :
» mais l'idée d'une saignée , en lui prouvant que l'hé-
» morrágie étoit légère, rassura son esprit, et le sang
» ne tarda pas à s'arrêter. »

Un malade qui souffre demande de notre part les
soins les plus assidus ; mais un intérêt trop marqué peut
devenir une lumière funeste pour celui qui en est l'objet,
en l'éclairant sur un danger qu'il ne soupçonnoit pas ;

---

(1) *Dict. des Sciences médicales.*

il devine bientôt que cet intérêt naît du péril plus grand
où il se trouve ; et l'effroi s'emparant de son âme, vient
troubler les efforts heureux que préparoit peut-être la
nature, et ajouter aux causes de sa destruction. *Ca-*
vendum est ne metus ægrotantium nimiâ curâ augea-
mus. (Wissar, *de Animo demisso.*)

Présence du médecin et consultations.

La présence du médecin rassure et console toujours
les malades, alors même que la guérison n'est pas en
son pouvoir et qu'elle ne peut entrer dans ses promesses.
Il leur semble que la maladie n'osera pas faire des progrès
en présence de leur défenseur. « Le médecin ou le chi-
» rurgien, dit A. Paré, apaise de son arrivée la grandeur
» du mal ; car la force de l'âme qui auparavant succom-
» boit, est excitée et relevée, et assaut la maladie avec
» telle confiance, qu'enfin elle la surmonte. » Quel
exemple frappant ne nous fournit-il pas lui-même de
cette vérité qu'il annonce ! Je cède au désir de rapporter ce trait qui fait tant d'honneur à la vie de ce grand
homme. On sait qu'étant entré dans la ville de Metz
alors assiégée par Charles-Quint, sa seule présence ranima le courage des soldats, abattu par les fatigues et
les privations sans nombre, suites inévitables d'un
siége long et opiniâtre.

Les consultations de médecine procurent, dans bien
des cas, des avantages réels, par les lumières qu'elles
répandent sur la nature et le traitement de certaines
affections obscures dans le diagnostic, irrégulières dans
la marche, et douteuses dans les indications thérapeu-
tiques qu'elles présentent. Mais ce n'est point à cela
que se borne leur utilité ; elles en ont une autre qui

est aussi certaine que la première, et qui consiste à donner plus de confiance, de courage et de fermeté. En effet, le mieux qu'éprouvent les malades dans les jours qui les suivent, est souvent dû en grande partie à l'impression morale qu'a causée sur eux la présence de plusieurs médecins réunis.

Heureux effets de la musique, des voyages et des distractions.

Personne n'ignore les prodigieux effets de la musique pour ranimer le courage. Les poëtes ont consacré dans leurs chants le pouvoir magique de cet art harmonieux. Mais n'auroit-elle que le mérite d'arracher le malade à ses maux, pour porter son attention sur des idées riantes, elle ne seroit point à dédaigner. Qui n'a pas, au moins pour un moment, suspendu ses tristes réflexions à l'accent d'une voix harmonieuse ou au son d'un instrument flatteur, qui réjouissent l'âme et réveillent en elle des sensations douces et consolantes par l'intonation du plaisir. Au rapport de Kirker, David, par les sons touchans de sa harpe, rendit Saül à la santé. Nous avons dit combien la crainte et les passions débilitantes sont funestes dans les maladies contagieuses, et que les personnes qui en échappent le plus facilement sont celles qui se livrent à la joie, conservent leur énergie vitale, et peuvent par ce moyen opposer une résistance salutaire à la contagion. C'est sans doute en produisant cet effet, que la musique a guéri, au rapport d'Homère, la peste qui affligeoit les Grecs durant le siége de Troie, et que les accens de la lyre de Thalettes délivrèrent également les Lacédémoniens de ce terrible fléau, comme on peut le lire dans Plutarque. Un voyageur moderne raconte que dans plusieurs parties de l'Amérique on se sert de ce moyen pour dissiper les craintes, ranimer le courage et relever les forces dans presque toutes les maladies. On voit d'après cela que la musique fait partie de la thérapeutique morale ; souvent même les ménagemens et les conseils de l'amitié la plus délicate, les raisonnemens de la logique la plus adroite ne font qu'aigrir le malade et lui exagérer les maux que nourrit son imagination ; tandis que la musique s'accommode à toute espèce de douleur : nous aimons encore à recueillir les accords attendrissans d'un instrument qui soupire le malheur ; c'est un ami mystérieux qui nous persuade avec douceur, qui nous console sans indiscrétion, en s'accommodant par ses accens plaintifs à la situation de notre âme (1).

L'utilité des voyages, indépendamment de leur action physique, peut être considérée sous le même point de vue : les distractions agréables et variées, en éloignant de l'âme l'idée d'un danger présent, ont une grande part aux bienfaits qu'on en éprouve. Le tableau animé de la campagne, le cri des animaux domestiques, le chant rustique du laboureur, l'aspect d'un joli site égayé par le doux murmure d'un ruisseau, le concert des oiseaux, et l'harmonie de la nature ; quel heureux concours de circonstances propres à sevrer l'âme des soucis et des inquiétudes qui l'accablent !

SECTION CINQUIÈME.

Moyens de relever le courage dans les opérations.

Le mot opération présente presque toujours l'idée d'un grand danger aux oreilles vulgaires, et il faut

---

(1) Voyez l'ouvrage de M. de Lagrange, sur la musique.

souvent un art bien adroit pour le faire entendre sans
effroi. Mais qu'il y a loin de cette émotion modérée
qu'entraîne nécessairement l'attente de la douleur, à
cet état d'anéantissement presque complet dans lequel
tombent quelques malades pusillanimes. Pour décider
un malade à se livrer entre vos mains, ne cherchez pas
à lui persuader qu'il ne souffrira point, il sait trop bien
le contraire ; et s'apercevant que vous voulez le trom-
per, il se défiera de vous ; il vaut bien mieux lui rendre
le tableau de ses souffrances plus supportable ; en lui
témoignant que vous les partagez avec lui, et que vous
ferez tout ce qui vous sera possible pour en diminuer
la durée. Pour relever le courage, citez des exemples
qui ont été couronnés d'un plein succès ; faites voir que
les souffrances de l'opération ne sont que momentanées,
et servent à délivrer de celles qui minent sourdement
l'économie animale, et la conduisent, après-un long
supplice, à une destruction inévitable. Piquez l'amour-
propre, en faisant voir que l'opération n'a pas même ef-
frayé la délicatesse d'une femme. On trouve dans l'*Encyclopédie* un exemple frappant de l'efficacité de ce dernier
moyen ; le voici : « Le docteur Amman assistoit, dans
» l'hôpital de Londres, à l'opération de la taille qui
» fut faite sur neuf enfans ; les premiers ne cessèrent
» de jeter des cris tant que dura l'opération ; le chi-
» rurgien voulant ranimer le courage des autres, les
» engagea à prouver aux assistans qu'ils avoient un
» corps d'homme ; ce qui réussit parfaitement, car les
» autres furent taillés sans pousser un seul cri. (1) »

____

(1) *Encyclopédie*, partie de la médecine.

SECTION SIXIÈME.

De l'utilité du courage lorsque la mort est devenue inévitable.

Par suite de cette loi immuable de la nature, *tout ce qui a commencé doit finir*, la pratique nous offrira trop souvent de ces cas désespérés où l'art est aux abois. Que devons-nous faire dans cette cruelle extrémité? Pouvons-nous rester spectateurs indifférens de la destruction de nôtre semblable? Non, sans doute; nous avons encore de nouveaux devoirs à remplir. Au milieu d'une scène si pénible et si déchirante pour une âme sensible, le médecin philanthrope tâchera d'inspirer du courage, pour rendre les derniers momens heureux encore, ou du moins paisibles. Quelque certaine que paroisse la mort d'un malade, mettez au rang de vos devoirs de le visiter souvent, afin de lui offrir des consolations et des espérances qui sont toujours accueillies avec une vive confiance. Si l'homme de l'art ne peut plus guérir un malheureux qui se confie à ses soins; il doit au moins l'entretenir dans les douces illusions dont il a le bonheur de se nourrir jusqu'au dernier moment; car la nature, en bonne mère, ayant dérobé à l'homme la connoissance de sa fin, il seroit cruel d'empoisonner par les terreurs de la mort les restes d'une existence près de s'éteindre. Un mourant, dit un médecin philosophe, est un être sacré qu'on ne peut voir avec indifférence; ne fuyons pas son agonie, et que l'idée de notre bienfaisance vienne animer encore sa dernière pensée.

Victime de sa folle imagination, et malheureux par son erreur, l'homme pusillanime invente une mort qui

n'est point celle de la nature, et par les craintes exa-
gérées d'une seule il en éprouve mille. Écartons d'une
main courageuse ces simulacres trompeurs, ces fantômes à qui nous prêtons les traits les plus hideux et
les plus menaçans ; faisons voir que le trépas n'a rien
de redoutable aux yeux de la raison, qu'il entre au
contraire dans les vues éternelles de la nature, qui a
voulu que les êtres se succèdent jusqu'à la fin des siècles,
comme pour rajeunir sans cesse cet univers que nous
habitons......

Laissez reposer vos regards sur cette grande âme,
assez élevée pour ne se laisser abattre ni par la douleur,
ni par de vaines chimères ; elle voit approcher la mort
sans agitation et sans crainte ; le lit de douleur devient
pour elle un lit de triomphe, et c'est sur les bords de
la tombe qu'elle paroît plus belle que jamais. Le médecin doit donc se faire un devoir d'écarter de la mort
les horreurs qui l'accompagnent. Bacon l'avoit recommandé de son temps ; ce grand homme regardoit l'art
de rendre notre fin douce, comme le complément de
celui qui en retarde l'époque. Il y auroit donc un art
de mourir paisiblement ! Epicure et Antonin avoient
su le trouver, et Vespasien le connoissoit sans doute,
lui dont les dernières paroles commandent encore l'admiration : *Imperatorem stantem mori opportet*, il faut
qu'un empereur meure debout. Le célèbre Hunter
mourut aussi avec une tranquillité d'âme peu commune.
Si je pouvais encore tenir une plume, disoit-il à son
ami peu d'instans avant sa mort, j'écrirois combien il
est facile et doux de mourir.

Venez, ministres d'une religion bienfaisante, empreinte du sceau éternel de la Divinité ; venez au

secours du moribond dans les derniers momens de son existence ! Venez retremper son âme, en dispensant sur lui un rayon de la lumière céleste ! Qu'il apprenne de vous à souffrir avec patience, à mourir avec fermeté.

En nous résumant, le courage fournit à la séméiotique des considérations de la plus haute importance, à la thérapeutique un remède salutaire dont l'efficacité est sensible dans bien des cas, à l'hygiène un moyen prophylactique à opposer aux ravages effrayans des maladies contagieuses et épidémiques; cet état de l'âme, en un mot, diminue la gravité de toutes les affections, favorise leur solution critique, accélère les convalescences, et développe enfin cette patience virile, seul remède à ce qu'on ne peut guérir, soulagement unique à ce qu'on ne peut éviter.

FIN.

A Paris, de l'Imprimerie de CELLOT, rue des Grands-Augustins.